在中国共产党的坚强领导下，充分发挥中国特色社会主义制度优势，紧紧依靠人民群众，坚定信心、同舟共济、科学防治、精准施策，我们完全有信心、有能力打赢这场疫情防控阻击战。

　　——国家主席习近平会见世卫组织总干事谭德塞先生的讲话

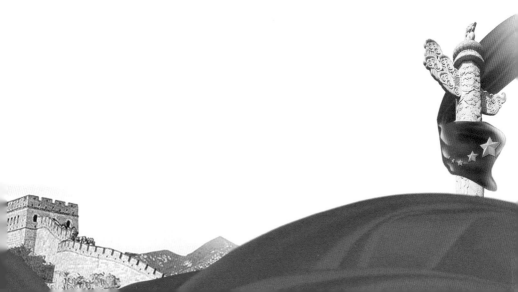

新型冠状病毒感染的肺炎防控知识 120

山东省疾病预防控制中心 编

山东人民出版社

国家一级出版社 全国百佳图书出版单位

图书在版编目（CIP）数据

新型冠状病毒感染的肺炎防控知识120 / 山东省疾病预防控制中心编. —— 济南：山东人民出版社，2020.2（2021.12重印）
ISBN 978-7-209-12607-6

Ⅰ.①新… Ⅱ.①山… Ⅲ.①日冕形病毒－病毒病－肺炎－预防（卫生）－基本知识 Ⅳ.①R563.101

中国版本图书馆CIP数据核字(2020)第020454号

策　　划　胡长青
责任编辑　陈修亮　隋小山　魏德鹏
装帧设计　武　斌　胡　毅

新型冠状病毒感染的肺炎防控知识120

山东省疾病预防控制中心　编

主管单位　山东出版传媒股份有限公司
出版发行　山东人民出版社
出 版 人　胡长青
社　　址　济南市英雄山路165号
邮　　编　250002
电　　话　总编室（0531）82098914
　　　　　市场部（0531）82098027
网　　址　http://www.sd-book.com.cn
印　　装　济南新先锋彩印有限公司
经　　销　新华书店

规　　格　32开（148mm×210mm）
印　　张　3
字　　数　50千字
版　　次　2020年2月第1版
印　　次　2021年12月第2次
ISBN　978-7-209-12607-6
定　　价　18.00元

如有印装质量问题，请与出版社总编室联系调换。

前 言

2020 年 1 月新型冠状病毒感染的肺炎疫情发生以来，党中央、国务院高度重视。1 月 25 日，习近平总书记在中共中央政治局常务委员会会议中指出："只要坚定信心、同舟共济、科学防治、精准施策，我们就一定能打赢疫情防控阻击战。"省委书记刘家义要求，要坚决打赢疫情防控这场硬仗，让总书记和党中央放心、让全省人民放心。

为切实履行疾病预防控制职责，提升群众防病意识，规范群众防控手段，促进各项防控措施落实，山东省疾病预防控制中心与山东人民出版社联合推出了这本《新型冠状病毒感染的肺炎防控知识 120》。

本书针对群众对于新型冠状病毒感染的肺炎有关热点，从新型冠状病毒的特点、感染的临床表现与救治、个人和社区预防措施、心理干预等方面进行了简单明确的解答，并对常见的认识误区进行了纠正，旨在传播正确、科学的防治知识，引导大众做好自我防护，共同做好疫情防控。

本书编者

2020 年 1 月

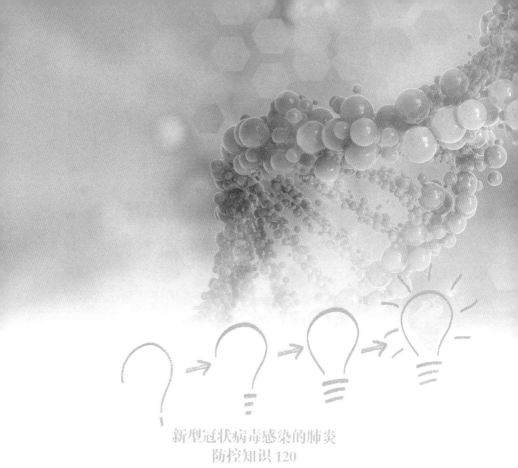

新型冠状病毒感染的肺炎
防控知识 120

目 录 | contents

第一部分 —— 新型冠状病毒的由来

第二部分 —— 新型冠状病毒感染的肺炎的传播与流行特点

第三部分 —— 新型冠状病毒感染的肺炎的临床表现与诊断

第四部分 —— 新型冠状病毒感染的肺炎病例的救治与处置

第五部分 —— 新型冠状病毒感染的肺炎的个人预防措施

第六部分 —— 新型冠状病毒感染的肺炎的社区预防措施

第七部分 —— 新型冠状病毒感染的肺炎与消毒

第八部分 —— 新型冠状病毒感染的肺炎心理干预

第九部分 —— 新型冠状病毒感染的肺炎防控常见误区

1. 什么是呼吸道病毒？ / 1

2. 常见的呼吸道病毒有哪些？ / 1

3. 什么是冠状病毒？ / 2

4. 冠状病毒的形态是什么样的？ / 2

5. 冠状病毒的结构是什么样的？ / 3

6. 冠状病毒如何分类？ / 3

7. 哪些冠状病毒可以引起人类的肺炎？ / 3

8. 冠状病毒的抵抗力如何？ / 4

9. 冠状病毒的致病性如何？ / 4

10. 人体对冠状病毒的免疫性是怎样的？ / 5

11. 什么是新型冠状病毒？ / 5

12. 新型冠状病毒与 SARS 病毒、MERS 病毒的区别是什么？ / 5

13. 新型冠状病毒能存活多长时间？ / 6

14. 哪些野生动物会携带冠状病毒？ / 9

15. 冠状病毒如何由动物传播到人？ / 9

16. 新型冠状病毒的传染源？ / 10

17. 社区存在哪些传播肺炎的危险因素？ / 10

18. 哪些人容易感染新型冠状病毒？ / 11

19. 新型冠状病毒的传播途径有哪些？ / 12

20. 新型冠状病毒会人传人吗？ / 13

21. 接触是如何传播的？ / 13

22. 什么是可疑暴露者？ / 13

23. 什么是新型冠状病毒感染的肺炎疑似病例？ / 14

24. 什么是新型冠状病毒感染的肺炎密切接触者？ / 14

25. 新型冠状病毒的传播强度大吗？ / 16

26. 山东省的新型冠状病毒感染的肺炎流行特点是怎样的？ / 16

27. 目前山东省新型冠状病毒感染的肺炎控制情况怎样？ / 16

28. 感染了新型冠状病毒一定会得肺炎吗？ / 17

29. 哪些病原体感染可以引起肺炎？ / 19

30. 新型冠状病毒感染的肺炎早期症状有哪些？ / 19

31. 新型冠状病毒感染的肺炎患者有什么临床表现？ / 20

32. 新型冠状病毒实验室检测有何特点？ / 21

33. 新型冠状病毒感染的肺炎患者的胸部影像学有何特点？ / 21

34. 如何在临床上诊断新型冠状病毒感染的肺炎病例？ / 21

35. 在临床上怎样确诊新型冠状病毒感染的肺炎病例？ / 22

36. 临床上如何诊断危重病例？ / 22

37. 新型冠状病毒感染的肺炎需要与哪些疾病相鉴别？ / 22

38. 严重急性呼吸综合征（SARS）有何特点？ / 23

39. 中东呼吸综合征（MERS）有何特点？ / 23

40. 现在能快速检测确定新型冠状病毒感染吗？ / 24

41. 目前发热、咳嗽病例的就诊流程是怎样的？ / 24

42. 新型冠状病毒感染的肺炎与普通感冒有什么区别？ / 25

43. 哪类人群感染新型冠状病毒后容易成为重症病例？ / 26

44. 新型冠状病毒感染的肺炎的预后如何？ / 26

45. 新型冠状病毒感染的肺炎在临床上分为哪几型？ / 26

46. 医疗机构发现新型冠状病毒感染的肺炎应如何报告？ / 27

47. 目前治疗新型冠状病毒感染的肺炎有无特效药物和疫苗？ / 29

48. 如果认为自己感染了新型冠状病毒怎么办？ / 29

49. 治疗新型冠状病毒感染的肺炎如何选择治疗场所？ / 29

50. 新型冠状病毒感染的肺炎如何治疗？ / 30

51. 临床解除隔离和出院的标准是什么？ / 31

52. 运送患者有什么转运原则？ / 31

53. 对新型冠状病毒感染的肺炎病例的转运有何要求？ / 32

54. 医务人员如何做好医院感染的控制？ / 32

55. 新型冠状病毒感染的肺炎能治愈吗？ / 33

56. 如何预防冬春季呼吸道传染病？ / 35

57. 如何做好个人防护？ / 36

58. 你知道有哪些类型的口罩吗？应该用哪些种类的口罩？ / 37

59. 什么情况下要戴口罩？ / 38

60. 你知道怎样正确使用口罩吗？ / 38

61. 口罩可以反复使用吗？用过的口罩怎么处理？ / 39

62. 为什么这么强调勤洗手？ / 39

63. 如何正确洗手？ / 40

64. 什么情况下要洗手？ / 41

65. 预防新型冠状病毒感染在饮食方面要注意什么？ / 41

66. 出门在外应如何预防新型冠状病毒感染？ / 41

67. 老年人、儿童等体弱人群有哪些防护措施？ / 42

68. 目前孩子生病了，怎么办？ / 42

69. 如何做好家庭卫生清理？ / 43

70. 传染病共分为几类？新型冠状病毒感染的肺炎属于哪一类？ / 45

71. 为什么要对密切接触者医学观察 14 天？ / 45

72. 什么是密切接触者？ / 45

73. 密切接触者应该怎么办？ / 46

74. 如何做好个人防护？ / 46

75. 家中有人出现肺炎症状，应如何照料？ / 47

76. 如果感觉自己感染了新型冠状病毒，应怎么办？ / 48

77. 怀疑周围的人有感染新型冠状病毒的症状怎么办？ / 48

78. 近期去过疫情高发区，回到居住地后要注意什么？ / 48

79. 居家医学观察期间，应注意哪些事项？ / 49

80. 居家医学观察期间，家人应做好哪些防护？ / 50

81. 对集中进行医学观察的场所有何要求？ / 51

82. 咳嗽和打喷嚏时要注意什么？ / 51

83. 去农贸市场要注意采取哪些防护措施？ / 52

84. 参加朋友聚餐要注意采取哪些防护措施？ / 52

85. 如何加强垃圾清运消杀？ / 53

86. 社区如何开展环境卫生治理？ / 53

87. 如何开展除"四害"活动？ / 54

88. 未发现新型冠状病毒感染的肺炎社区，如何防控？ / 54

89. 出现病例或暴发疫情的社区，如何防控？ / 56

90. 社区出现传播疫情如何防控？ / 57

91. 如果头痛、流鼻涕、咳嗽、喉咙痛，怎么办？ / 57

92. 感到胸闷但不发热，要紧吗？ / 57

93. 曾接触过可疑人，但目前没有出现任何不适，该怎么办？ / 58

94. 面对疫情，是否还要坚持运动？ / 58

95. 针对普通人群有中药预防的方剂吗？ / 59

96. 病毒对哪些消毒剂敏感？ / 61

97. 室内空气、物品等如何消毒？ / 61

98. 如何对物体表面消毒？ / 62

99. 餐具和直接入口的物品如何消毒？ / 62

100. 衣服被褥如何消毒？ / 62

101. 如何对公共交通工具消毒？ / 63

102. 面对疫情，哪几类人可能需要心理干预？ / 66

103. 对其心理状态受到疫情影响的程度如何分级？ / 66

104. 对受到疫情影响的人群，可以开展哪些心理干预工作？ / 67

105. 确诊患者心理状态的特点是什么？如何干预？ / 68

106. 疑似患者普遍心理状态怎样？如何干预？ / 70

107. 医护及相关工作人员的心理特点是什么？如何干预？ / 70

108. 与患者密切接触者（家属、同事、朋友等）的心理特点是什么？如何
干预？ / 71

109. 不愿公开就医人群的心理特点是什么？如何干预？ / 72

110. 易感人群及大众的心理特点是什么？如何干预？ / 72

111. 室内用食用醋能杀灭新型冠状病毒吗？ / 75

112. 吃抗病毒药物能预防新型冠状病毒感染吗？ / 75

113. 抗生素能预防新型冠状病毒感染吗？ / 75

114. 维生素 C 能预防新型冠状病毒感染吗？ / 75

115. 戴多层口罩能更好地预防新型冠状病毒感染吗？ / 76

116. 接种了流感疫苗就不容易被新型冠状病毒感染吗？ / 76

117. 吸烟者不会感染新型冠状病毒吗？ / 76

118. 喝酒能预防新型冠状病毒感染的肺炎吗？ / 77

119. 多吃大蒜能预防新型冠状病毒感染的肺炎吗？ / 77

120. 用盐水洗鼻子、漱口等措施能预防新型冠状病毒感染的肺炎吗？ / 78

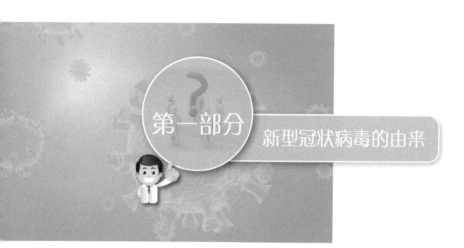

第一部分　新型冠状病毒的由来

1. 什么是呼吸道病毒?

呼吸道病毒是指能侵入呼吸道黏膜上皮细胞并在上皮细胞中增殖的病毒,能引起局部呼吸道感染或呼吸道以外组织器官病变。

2. 常见的呼吸道病毒有哪些?

主要有正黏病毒科的流感病毒、副黏病毒科的副流感病毒、呼吸道合胞病毒、麻疹病毒、腮腺炎病毒、亨德拉病毒、尼帕病毒和人偏肺病毒、披膜病毒科的风疹病毒、小 RNA 病毒科的鼻病毒、冠状病毒科的 OC43 冠状病毒、HKU1 冠状病毒等。此外,腺病毒、呼肠病毒、柯萨奇病毒与 ECHO 病毒、疱疹病毒等也可引起呼吸道感染性疾病。

3. 什么是冠状病毒?

冠状病毒为不分节段的单股正链 RNA 病毒，属于巢病毒目（Nidovirales）冠状病毒科（Coronaviridae）正冠状病毒亚科（Orthocoronavirinae），根据血清型和基因组特点冠状病毒亚科被分为四个属。冠状病毒形态学上特征在于病毒包膜表面有多个稀疏的棒针突起，长约 20nm，电镜负染照片显示病毒颗粒似王冠而得名。

4. 冠状病毒的形态是什么样的?

冠状病毒有包膜，颗粒呈圆形或椭圆形，常为多形性，直径 60—140nm。

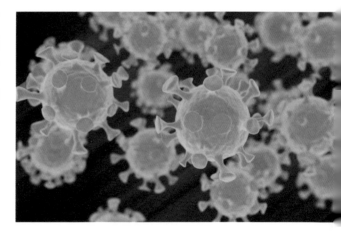

5. 冠状病毒的结构是什么样的？

S 蛋白位于病毒表面，形成棒状结构，作为病毒的主要抗原蛋白之一，是用于分型的主要结构，N 蛋白包裹病毒基因组，可用作诊断抗原。对冠状病毒理化特性的认识多来自对 SARS-CoV 和 MERS-CoV 的研究。

6. 冠状病毒如何分类？

冠状病毒大部分感染动物，目前已知感染人的冠状病毒有 6 种：α 属的 229E、NL63，β 属的 OC43、HKU1，中东呼吸综合征冠状病毒（MERS-CoV）和严重急性呼吸综合征冠状病毒（SARS-CoV）。此次从武汉市不明原因肺炎患者下呼吸道分离出的冠状病毒为一种新型冠状病毒，WHO（世界卫生组织）命名为 COVID-19。

7. 哪些冠状病毒可以引起人类的肺炎？

HKU1、SARS-CoV、MERS-CoV、COVID-19 等可引起人类的肺炎。

8. 冠状病毒的抵抗力如何？

冠状病毒对紫外线和热敏感，56℃ 30 分钟、乙醚、75%酒精、含氯消毒剂、过氧乙酸和氯仿等脂溶剂均可有效灭活病毒。氯己定不能有效灭活病毒。

9. 冠状病毒的致病性如何？

人群普遍易感，可引起普通感冒和咽喉炎，某些毒株还可引起成人腹泻。病毒经飞沫传播，粪口途径亦可以传播。主要在冬春季流行。

衡量一种病毒的危害程度，一看致死率，二看传染性。针对COVID-19 研究发现其在人群中普遍易感，老年人及有基础疾病患者感染后病情较重，儿童及婴幼儿也有发病。

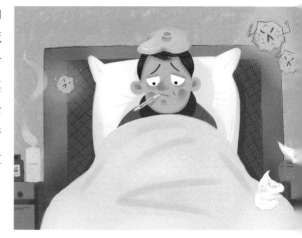

10. 人体对冠状病毒的免疫性是怎样的?

一般认为,患者病后免疫力不强,不能防御同型病毒的再次感染。

11. 什么是新型冠状病毒?

此次引起流行的冠状病毒为一种变异的新型冠状病毒（β属）,WHO 命名为 COVID-19。2020 年 1 月 10 日,第一例 COVID-19 基因组测序完成,之后相继有 5 个样本的病毒基因组序列公布。

由于冠状病毒发生抗原性变异产生了新型冠状病毒,人群缺少对变异病毒株的免疫力,所以可引起新型冠状病毒感染的肺炎流行。

12. 新型冠状病毒与 SARS 病毒、MERS 病毒的区别是什么?

新型冠状病毒与 SARS 病毒、MERS 病毒是同属于冠状病毒大家族里的"兄弟姐妹",基因进化分析显示 COVID-19 的基因特征与 SARS-CoV 和 MERS-CoV 有明显区别,目前研究显示其与蝙蝠 SARS 样冠状病毒（bat-SL-

CoVZC45）同源性达 85% 以上。

13. 新型冠状病毒能存活多长时间?

新型冠状病毒在不同温度下，不同湿度的空气中，存活时间是不一样的。

温度越高，病毒越难存活，56℃ 30 分钟即可使病毒全部灭活；在室温 25℃左右时，病毒很快会丧失传染性；但是在冬季，病毒在体外存活的时间会较长。

湿度对病毒的传播和存活也有影响，通常情况下，病毒更容易在干燥的空气中传播，但存活时间较短。病毒在潮湿的空气中，不易在空气中飘浮，因而不易于传播，但比较容易落在物体表面上和地面上，而更容易存活。

目前已明确，甲型 H1N1 流感病毒可在空气中存活 2 小时，是目前研究已知的存活时间最长的病毒。冠状病毒的存活时间类似于流感病毒，在潮湿空气中，甚至能存活超过 1 天。例如，在冬季，温度 0℃左右，在干燥的空气中，有人打了一个喷嚏，病毒在空气中的存活时间，不会超过 2 个小时，但是在潮湿的空气中，同样的一个喷嚏，喷出来的病毒却能存活超过 2 小时甚至超过 1 天。

尽管病毒在干燥的空气中不易生存，但在潮湿的空气中，却能存活于人们所触及的任何一个物体表面，使之有可能通过手进入我们的口腔。

　　当然，以上所说是理论上病毒存活时间的极限。而实际上，病毒在空气中存活的时间会缩短。因为病毒对干燥、日光、紫外线，甚至空气质量等因素很敏感，当冠状病毒暴露在实际的外界环境中时存活时长可能不长。保守估计，在目前北方的温度和湿度下，白天日光照射，相对干燥的条件下，冠状病毒体外存活时间不会超过2分钟。

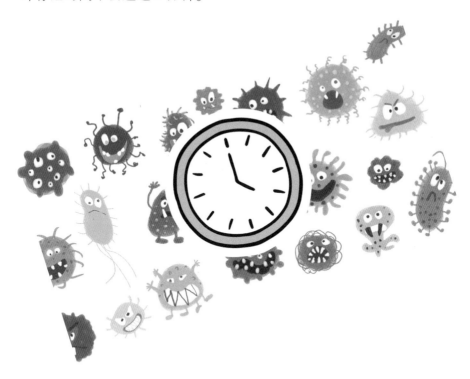

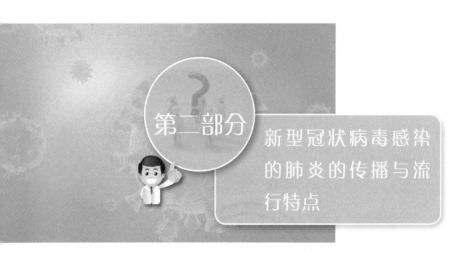

第二部分　新型冠状病毒感染的肺炎的传播与流行特点

14. 哪些野生动物会携带冠状病毒？

很多野生动物都可能携带病原体，成为某些传染病的宿主或传染源，果子狸、蝙蝠、竹鼠、獾等是冠状病毒的常见宿主。

15. 冠状病毒如何由动物传播到人？

研究表明，SARS-CoV 等病毒类群都为蝙蝠中的冠状病毒HKU9-1，而许多与冠状病毒有联系的人类感染冠状病毒基本都和蝙蝠有关，许多冠状病毒的天然宿主都是蝙蝠。

从现场溯源调查和病毒等实验室检测的有限证据推测：目前认为新型冠状病毒（COVID-19）起源于野生动物，可能经由武汉华南海鲜批发市场某种野生动物外溢及其市场环境污染感染人，进而造成人与人之间传播。

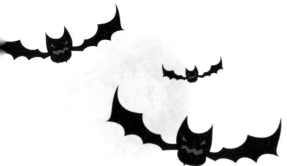

目前病例传播调查的证据提示，该病毒人际间主要的传播途径为呼吸道飞沫传播和密切接触传播。该病毒具有较强的传染性。

16. 新型冠状病毒的传染源？

病原学和流行病学证据提示：

一是新型冠状病毒（COVID-19）最初的传染源可能是武汉华南海鲜批发市场某种野生动物；

二是新型冠状病毒(COVID-19)已具有有效的人传人能力，人与人之间传播的传染源主要是新型冠状病毒感染的肺炎病例（疑似病例和确诊病例）和感染者（轻症病例和无症状感染者）。

17. 社区存在哪些传播肺炎的危险因素？

冬春季是呼吸道病毒流行和高发的季节，各种呼吸道病毒感染都可能出现，特别是上呼吸道感染与新型冠状病毒感染的早期的症状很难鉴别。

新型冠状病毒在社区感染和传播来源主要有：新型冠状病毒感染的肺炎病例和疑似病例，新型冠状病毒感染的轻症病例、无症状感染者、传染源的密切接触者、来自湖北省疫区的人员、来自其他省疫区的人员都是发病的高危人群。

呼吸道病毒感染的感染来源主要有：患者及病毒携带者、患者家属、探视者及其生活环境。呼吸道病毒感染的有关因素：

（1）环境因素：空气污染物、室内拥挤程度、湿度、室内卫生、季节、温度。

（2）卫生服务因素：医疗保健服务和控制传播的预防感染措施的可及性和有效性：疫苗、卫生保健机构的可及性和隔离能力等。

（3）个体因素：年龄、吸烟情况、宿主的传染性大小、免疫状况、营养状况、既往感染过或伴有其他病原体感染、身体基础状况。

（4）病原生物学因素：传播方式、传染力、毒力因素等。

18. 哪些人容易感染新型冠状病毒？

新型冠状病毒对人群普遍易感。新型冠状病毒感染的肺炎在免疫功能低下和免疫功能正常人群均可发生，也与感染病毒的量有一定关系。如果一次接触并感染大量病毒，即使免疫功能正常，也可能患病。对于免疫功能较差的人群，例如老年人、孕产妇或存在肝肾功能障碍人群，病情进展相对更快，病情严重程度更高。

是否感染主要取决于接触机会，并不是抵抗力强的人群感染的风险会更低。儿童的接触机会少，感染的几率低；同样的接触机会，老年人、有慢性病的人以及抵抗力差的人感染几率更大。

19. 新型冠状病毒的传播途径有哪些?

　　主要传播方式是直接传播(病人打喷嚏、咳嗽和说话时产生飞沫,呼出的气体被人近距离接触,并直接吸入,从而导致感染)和接触传播(飞沫沉积在物品表面,接触污染手后,再接触口腔、鼻腔、眼睛等黏膜,导致感染)。

　　前期各医院收治病例多数有武汉市华南海鲜市场暴露史,从后来出现的家庭聚集性发病、医务人员感染等传播证据表明,近距离飞沫传播应该是主要途径之一,人际间的传播力比较强。

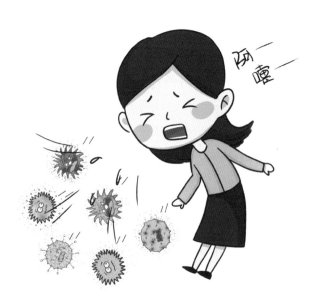

20. 新型冠状病毒会人传人吗?

新型冠状病毒已经有效地人传人。人传人造成了家庭聚集感染发病、医护人员感染和聚集发病，且存在一定范围的社区传播。

21. 接触是如何传播的?

呼吸道病毒感染通过接触传播是常见的途径之一。新型冠状病毒感染的肺炎疑似病例、病例、轻症病例、无症状感染者等这四类传染源咳嗽和打喷嚏的飞沫、痰液、鼻腔分泌物等都含有大量病毒，这些飞沫、痰液、鼻腔分泌物等污染了物品表面（如门把手、桌面）后，其他人接触被污染的物品而污染手，污染病毒的手再接触口腔、鼻腔、眼睛等黏膜，就可能导致接触感染。

22. 什么是可疑暴露者?

可疑暴露者是指暴露于新型冠状病毒检测阳性的野生动物、物品和环境，且暴露时未采取有效防护的加工、售卖、搬运、配送或管理等人员，以及接触患有新型冠状病毒感染的肺炎病人等。

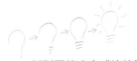
23. 什么是新型冠状病毒感染的肺炎疑似病例?

具备以下条件都可以判定为新型冠状病毒感染的肺炎疑似病例,疑似病例需要依据流行病学史和临床表现综合分析判定。疑似病例是临床作出的诊断结论。

有下述流行病学史中的任何一条,符合临床表现中任意 2 条。即可判定为疑似病例。

流行病学史:(1)发病前 14 天内有武汉市或其他有本地病例持续传播地区的旅行史或居住史;(2)发病前 14 天内曾接触过来自武汉市或其他有本地病例持续传播地区的发热或有呼吸道症状的患者;(3)有聚集性发病或与新型冠状病毒感染者有流行病学关联。

临床表现:(1)发热;(2)具有肺炎影像学特征;(3)发病早期白细胞总数正常或降低,或淋巴细胞计数减少。

24. 什么是新型冠状病毒感染的肺炎密切接触者?

新型冠状病毒感染的肺炎密切接触者指与疑似病例、确诊病例、轻症病例发病后,无症状感染者检测阳性后,有如下接触情形之一,但未采取有效防护者:

(1)共同居住、学习、工作,或其他有密切接触的人员,如近距离工作或共用同一教室或在同一所房屋中生活;

（2）诊疗、护理、探视病例的医护人员、家属或其他有类似近距离接触的人员，如到密闭环境中探视病人或停留，同病室的其他患者及其陪护人员；

（3）乘坐同一交通工具并有近距离接触人员，包括在交通工具上照料护理人员、同行人员（家人、同事、朋友等）、或经调查评估后发现有可能近距离接触病例（疑似病例、确诊病例）和感染者（轻症病例、无症状感染者）的其他乘客和乘务人员。

（4）现场调查人员调查后经评估认为符合其他与密切接触者接触的人员。

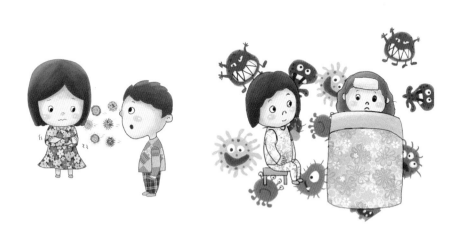

25. 新型冠状病毒的传播强度大吗？

根据现有资料分析，新型冠状病毒具有一定的传播强度，如果不采取防护措施，理论上 1 名患者可以将病毒传播给 2-3 个人，甚至更多的人。根据疫情进展，对病毒传播力的认识会更清晰。

26. 山东省的新型冠状病毒感染的肺炎流行特点是怎样的？

根据疫情数据分析（截至 1 月 30 日），山东省的病例以输入性病例为主，发现病例的途径仍以病例就诊、密切接触者筛查为主。主要流行特点为：多数病例有湖北等高发地区的旅行史；病例临床表现主要以轻症为主；多地陆续出现聚集性疫情；出现年轻和儿童病例。

27. 目前山东省新型冠状病毒感染的肺炎控制情况怎样？

现行采取的控制措施效果明显，除外地感染到山东省发病就医，几乎所有病例都在管理人群中发现，说明我省基本控制了大部分传播的风险。只要继续贯彻落实各项防控措施，我省疫情有望控制在较低水平。但是鉴于新型冠状病毒感染的肺炎是一个新发传染病，一些科学规律尚未把握，可能会出现一些新的流行特征，对疫情走势造成影响。

28. 感染了新型冠状病毒一定会得肺炎吗？

不一定，也存在无症状感染者、轻症病例。根据前期掌握的信息，新型冠状病毒感染的肺炎病例均会出现不同程度的肺部影像学改变，也就是说都有肺炎的表现。但随着对疾病认识的深入，目前已发现有无肺炎表现的患者，因此，感染了新型冠状病毒不一定会得肺炎。

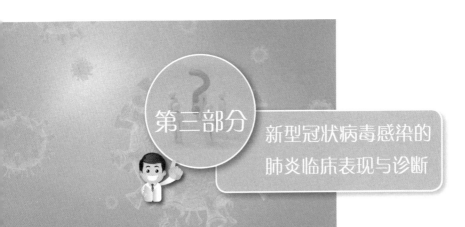

第三部分　新型冠状病毒感染的肺炎临床表现与诊断

29. 哪些病原体感染可以引起肺炎？

细菌是导致社区获得性肺炎（CAP）的主要致病源。链球菌肺炎是社区最常见的细菌性肺炎之一。但是，导致急性呼吸道疾病的最常见病原体是病毒，或者细菌–病毒混合感染。新型病原体（如新型冠状病毒）导致的急性呼吸道疾病可能引发流行或大流行。

我国成人 CAP 患者中病毒检出率约为 15%–34.9%，其中流感病毒占首位，其他病毒包括副流感病毒、鼻病毒、腺病毒、人偏肺病毒、呼吸道合胞病毒及冠状病毒等。病毒检测阳性患者 5.8%–65.7% 可合并细菌或非典型病原体感染。

30. 新型冠状病毒感染的肺炎早期症状有哪些？

一般症状有发热、干咳、乏力，逐渐出现呼吸困难，部分患者起病症状轻微，可无发热。

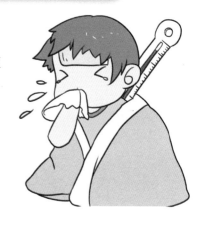

31. 新型冠状病毒感染的肺炎患者有什么临床表现？

基于目前的流行病学调查，潜伏期一般为 3–7 天，通常不超过 14 天。

以发热、乏力、干咳为主要表现。少数患者伴有鼻塞、流涕、腹泻等症状。重症病例多在一周后出现呼吸困难，严重者快速进展为急性呼吸窘迫综合征、脓毒症休克、难以纠正的代谢性酸中毒和出凝血功能障碍。值得注意的是重型、危重型患者病程中可为中低热，甚至无明显发热。

部分患者仅表现为低热、轻微乏力等。无肺炎表现，多在 1 周后恢复。

从目前收治病例情况看，多数患者预后良好，儿童病例症状相对较轻，少数患者病情危重。死亡病例多见于老年人和有慢性基础疾病者。

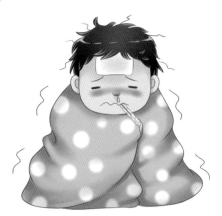

32. 新型冠状病毒实验室检测有何特点？

新型冠状病毒可通过实时荧光 RT-PCR 鉴定。每个病例采集上、下呼吸道标本，如支气管或肺泡灌洗液、深咳痰液，同时采集发病初期和发病 14 日后的血清。

发病早期白细胞总数正常或降低，淋巴细胞计数减少，部分患者出现肝酶、肌酶和肌红蛋白增高。多数患者 C 反应蛋白和血沉升高，降钙素原正常。严重者 D- 二聚体升高。

33. 新型冠状病毒感染的肺炎患者的胸部影像学有何特点？

早期呈现多发的小斑片影及间质改变，以肺外带明显，进而发展为双肺多发磨玻璃影、浸润影，严重者可出现肺实变，甚至"白肺"，胸腔积液少见。

34. 如何在临床上诊断新型冠状病毒感染的肺炎病例？

病人应同时符合以下几条：一是流行病学史，在发病前两周内有武汉或其他疫区旅行史，有与病人或可疑病人直接或间接接触史。二是临床表现，有发热、干咳、乏力等表现。三是具有病毒性肺炎影像学特征；发病早期白细胞总数正常或降低，

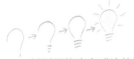

或淋巴细胞计数减少；经规范抗菌药物治疗 3 天〔参照中华医学会呼吸病学分会颁布的《中国成人社区获得性肺炎诊断和治疗指南（2016 年版）》及国家卫生健康委《儿童社区获得性肺炎诊疗规范（2019 年版）〕，病情无明显改善或进行性加重。

35. 在临床上怎样确诊新型冠状病毒感染的肺炎病例？

在观察病例的基础上，采集痰液、咽拭子等呼吸道标本进行病毒核酸基因检测即可作出病原学诊断。

36. 临床上如何诊断危重病例？

危重病例是指患者生命体征不稳定，病情变化迅速，两个以上的器官系统功能不稳定，减退或衰竭病情发展可能会危及病人的生命。

37. 新型冠状病毒感染的肺炎需要与哪些疾病相鉴别？

一是细菌性肺炎。常见症状为咳嗽、咳痰，或原有呼吸道症状加重，并出现脓性痰或血痰，伴或不伴胸痛。一般不具有传染性，并不是一种传染性疾病。

二是 SARS/MERS。本次发现的新型冠状病毒与 SARS 和 MERS 冠状病毒虽同属于冠状病毒这一大家族，但基因进化分析显示它们分属于不同的亚群分支，它不是 SARS，也不是 MERS 病毒，它们的病毒基因序列差异比较大，目前的资料显示，该病毒人际间传播能力和致病性较 SARS 弱。

38. 严重急性呼吸综合征（SARS）有何特点？

SARS 冠状病毒可引起严重急性呼吸综合征（severe acute respiratory syndrome，SARS）。SARS 的主要症状有发热、咳嗽、头痛、肌肉痛，以及呼吸道感染症状。大多数 SARS 患者能够自愈或被治愈，病死率一般低于 10%，在 40 岁以上或有潜在疾病者（如冠心病、糖尿病、哮喘以及慢性肺病）病死率高。

39. 中东呼吸综合征（MERS）有何特点？

中东呼吸综合征冠状病毒感染的病死率高于 SARS。2015—2016 年，MERS 在亚洲集中暴发，并且和 2003 年暴发的 SARS 有很多的相似性。二者都是由冠状病毒引起的呼吸道传染病，并且都发病较急。那么，它们之间究竟有哪些区别呢？

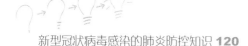

一是二者传播速度不同。从 2012 年 9 月第 1 例 MERS 病例被发现到 2015 年 5 月两年多的时间里，确诊病例大概有 1143 个。而 SARS 从 2003 年发现第 1 例病例开始，约半年时间就在世界范围内的 32 个国家和地区确诊病例达 8422 个。二是二者传染性不同。一般认为，MERS 在人与人之间传播并不容易，但是 SARS 可在人与人之间迅速传播。三是二者的危害程度不同。虽然 MERS 的传染性比 SARS 要弱，但是病死率却高得多。SARS 确诊的病例中，病死率不足 10%；而 MERS 病人中，受当地医疗条件的影响病死率接近 40%，大大超过了 SARS。

40. 现在能快速检测确定新型冠状病毒感染吗？

能够进行快速检测。在符合疑似病例标准的基础上，痰液、咽拭子、下呼吸道分泌物、血液等标本行实时荧光 RT-PCR 检测 COVID-19 核酸阳性，就可确诊。

41. 目前发热、咳嗽病例的就诊流程是怎样的？

在医院里，发热咳嗽病例的就诊流程是：患者前去就诊，首先会到预检分诊处，由护士测量体温。如果有发热、咳嗽，护士会给患者戴上医用口罩，引导至发热门诊就诊，门诊医生会根据患者的信息，在问诊与检查过程中，重点询问患者发病前 2 周是否到过疾病流行地区，或是否有与类似病例接触的情况。若患者的临床表现符合新型冠状病毒感染的肺炎疑似病例的定义，且曾到过疾病流行地区或与类似病例接触过，那么就会被立即收治入院隔离治疗。同时采集咽拭子、痰液等标本送至疾病预防控制中心或有条件的医院实验室进行新型冠状病毒检测。如果检测结果为阳性，即可确诊。

42. 新型冠状病毒感染的肺炎与普通感冒有什么区别？

普通感冒病人发热后往往在 2—3 天恢复正常，且退烧药物效果较好；咳嗽症状出现较晚；病人一般没有呼吸困难或急促表现；病人精神状态、食欲和睡眠情况一般没有变化。

新型冠状病毒感染的肺炎病例可出现高热，持续 3 天以上；咳嗽症状出现较早，并且较为严重，以干咳为主，可伴有痰音和喘息，往往会影响睡眠；随着病情进展，病人呼吸加快，甚至出现呼吸困难；病人精神状态、食欲均受影响。部分病例肺炎严重但临床表现轻微需要提高警惕，早期 CT 检查有助于尽早对病情作出评估。

43. 哪类人群感染新型冠状病毒后容易成为重症病例？

免疫功能较差的人群，例如老年人、孕产妇，或存在肝肾功能障碍的人群，病情进展相对更快，严重程度更高。当然，很多免疫功能正常的人群，感染以后也可因为严重的炎症反应，导致急性呼吸窘迫综合征或脓毒症表现，所以不能掉以轻心。

44. 新型冠状病毒感染的肺炎的预后如何？

从目前收治的病例情况看，多数患者预后良好，儿童病例症状相对较轻，少数患者病情危重。死亡病例多见于老年人和有慢性基础疾病者。

45. 新型冠状病毒感染的肺炎在临床上分为哪几型？

分为三型：

一是普通型。这类病人具有发热、呼吸道等症状，影像学可见肺炎表现。

二是重型。符合下列任何一条即可归为重型：呼吸窘迫，RR ≥ 30 次 / 分；或静息状态下，氧饱和度 ≤ 93%；或动脉血氧分压（PaO_2）/ 吸氧浓度（FiO_2）≤ 300mmHg

（1mmHg=0.133kPa）。

三是危重型。符合以下情况之一者，即出现呼吸衰竭，且需要机械通气；或出现休克；或合并其他器官功能衰竭需 ICU 监护治疗。

46. 医疗机构发现新型冠状病毒感染的肺炎应如何报告？

发现新型冠状病毒感染的肺炎疑似病例、确诊病例、轻症病例和无症状感染者时，具备网络直报条件的医疗机构应当立即进行网络直报。不具备网络直报条件的，应当立即向当地县（区）级疾控机构报告，并于 2 小时内寄送出传染病报告卡，县（区）级疾控机构在接到报告后立即进行网络直报。负责病例网络直报的医疗机构或疾控机构，应按照《新型冠状病毒感染的肺炎病例监测方案（第四版）》要求，根据实验室检测结果、病情进展及时对病例分类、临床严重程度等信息进行订正。

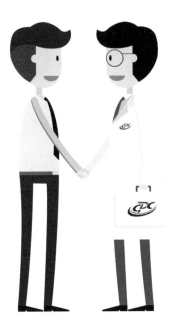

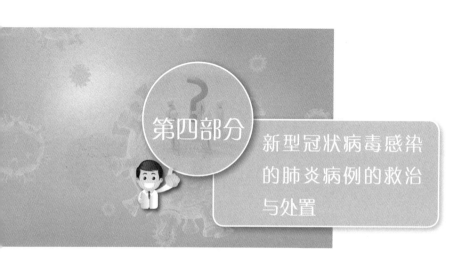

第四部分　新型冠状病毒感染的肺炎病例的救治与处置

47. 目前治疗新型冠状病毒感染的肺炎有无特效药物和疫苗?

目前对于新型冠状病毒没有特效抗病毒药物,治疗以对症、支持为主。避免盲目或不恰当的抗菌药物治疗,尤其是联合应用广谱抗菌药物。

针对新疾病,并无现有可用疫苗。开发新疫苗可能需要一定的时间。

48. 如果认为自己感染了新型冠状病毒怎么办?

如果认为自己感染了新型冠状病毒应该及时就医。WHO已发布了针对疑似新型冠状病毒感染造成严重急性呼吸道感染的临床处置指南。目前对于新型冠状病毒所致疾病没有特异治疗方法,但许多健康问题是可以对症处理的,因此需根据患者临床情况进行治疗。此外,对感染者的辅助护理可能非常有效。

49. 治疗新型冠状病毒感染的肺炎如何选择治疗场所?

应在具备有效隔离条件和防护条件的医院隔离治疗,危重病例应尽早收入 ICU 治疗。

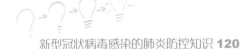

50. 新型冠状病毒感染的肺炎如何治疗？

（1）根据病情严重程度确定治疗场所

①疑似及确诊病例应在具备有效隔离条件和防护条件的定点医院隔离治疗，疑似病例应担任单间隔离治疗，确诊病例可多人收治在同一病室。

②危重型病例应尽早收入 ICU 治疗。

（2）一般治疗

①卧床休息、加强支持治疗，注意水、电解质平衡，维持内环境稳定；密切监测生命体征、指氧饱和度等。

②根据病情监测血常规、尿常规、CRP、生化指标（肝酶、心肌酶、肾功能等）、凝血功能，必要时行动脉血气分析，复查胸部影像学。各项指标。

③根据氧饱和度的变化，及时给予有效氧疗措施。包括鼻导管、面罩给氧，必要时经鼻高流量氧疗、无创或有创机械通气等。

④抗病毒治疗。根据诊疗指南，遵医嘱可试用个别抗病毒药物治疗。

⑤抗菌药物治疗。避免盲目或不恰当使用抗菌药物，尤其是联合使用广谱抗菌药物。要加强细菌学监测，有继发细菌感染证据时及时应用抗菌药物。

（3）重型、危重型病例的治疗

按照诊疗方案的治疗原则，在定点医院系统规范治疗。

（4）其他治疗措施

根据每个病人情况，临床会适时调整治疗方案，适用中医药治疗的患者，可采用中医治疗。一是卧床休息、加强支持治疗，注意水、电解质平衡，维持内环境稳定。二是根据病情监测各项指标。三是根据氧饱和度的变化，及时给予有效氧疗措施。四是抗病毒治疗，目前暂无有效抗病毒药物。五是抗菌药物治疗，要加强细菌学监测，有继发细菌感染证据时及时应用抗菌药物。六是中医药治疗，根据症候辨症施治。

51. 临床解除隔离和出院的标准是什么？

出院指标第一是病情稳定，发烧情况好转。第二是肺部影像学明显好转，没有脏器功能障碍。患者呼吸平稳，意识清楚，交流正常，饮食正常，体温恢复正常3天以上，呼吸道症状明显好转，连续两次呼吸道病原核酸检测阴性（间隔至少1天），可解除隔离出院或根据病情转至相应科室治疗其他疾病。

52. 运送患者有什么转运原则？

运送患者应使用专用车辆，并做好运送人员的个人防护和车辆消毒。

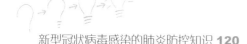
53. 对新型冠状病毒感染的肺炎病例的转运有何要求？

目前，国家卫生健康委规定，各级卫生健康行政部门统筹负责辖区内新型冠状病毒感染的肺炎病例转运的指挥调度工作。疑似病例和确诊病例都应转运至定点医院集中救治。医疗机构发现新型冠状病毒感染的肺炎病例时，需向本地卫生健康行政部门报告，由市级卫生健康行政部门组织急救中心，将病例转运至定点救治医院。急救中心应当设置专门的区域停放转运救护车辆，配置洗消设施，配备专门的医务人员、司机、救护车辆负责新型冠状病毒感染的肺炎病例的转运工作。医疗机构和急救中心应当做好患者转运交接记录，并及时报上级卫生健康行政部门。

54. 医务人员如何做好医院感染的控制？

医务人员按照标准预防原则，根据医疗操作可能传播风险，做好个人防护、手卫生、病室管理、环境消毒和废弃物管理等医院感染控制工作，避免医院感染发生。

预检分诊处：穿工作服、工作帽，戴医用外科口罩等。

门诊、急诊、发热门诊和隔离病房：日常接诊和查房时，穿工作服、戴工作帽、医用外科口罩等；接触血液、体液、分泌物或排泄物时，加戴乳胶手套；气管插管、气道护理和吸痰等可能发生气溶胶或喷溅操作时，戴 KN95 ／ N95 口罩、面屏、乳胶手套，穿防渗透隔离衣，必要时穿防护服和佩戴呼吸头罩。对隔离收治的患者，应严格执行探视制度，如确需探视，按有关规定指导探视人员进行个人防护。

55. 新型冠状病毒感染的肺炎能治愈吗？

虽然目前对于新型冠状病毒所致疾病没有特定的治疗方法，但许多症状能对症处理，可以有效减轻患者病情。此外，对感染者的辅助护理可能非常有效。从目前的治疗情况看，大部分患者都可以最终康复。

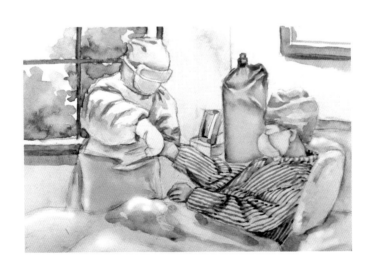

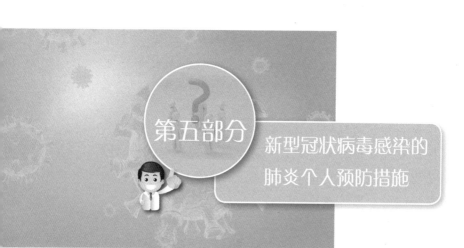

第五部分 新型冠状病毒感染的
肺炎个人预防措施

56. 如何预防冬春季呼吸道传染病？

（1）勤洗手。使用肥皂或洗手液并用流动水洗手，肥皂最好专人专用，并保持干燥，不用污浊的毛巾擦手。双手接触呼吸道分泌物后（如打喷嚏后）应立即洗手。

（2）保持良好的呼吸道卫生习惯。咳嗽或打喷嚏时，用纸巾、毛巾等遮住口鼻，咳嗽或打喷嚏后洗手，避免用手触摸眼睛、鼻或口。

（3）增强体质和免疫力。均衡饮食、适量运动、作息规律，避免产生过度疲劳。

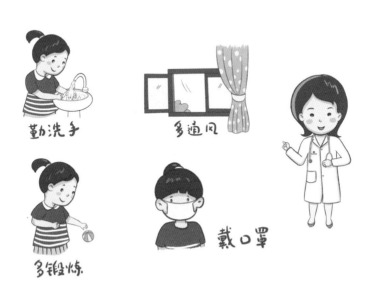

勤洗手　　　多通风

多锻炼　　　戴口罩

（4）保持环境清洁和通风。每天开窗通风数次，保持室内空气新鲜。

（5）尽量减少到人群密集场所活动，避免接触呼吸道感染患者。

（6）出现呼吸道感染症状如咳嗽、流涕、发热等，应居家休息，及早就医。

57. 如何做好个人防护？

（1）冠状病毒以飞沫传播为主，要正确佩戴医用外科口罩。

（2）打喷嚏或者咳嗽时，不要用手直接遮挡。

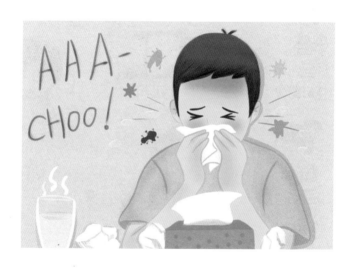

（3）正确、及时洗手。

（4）提高免疫力，尽量少去人多且封闭的场所。

（5）加强锻炼，规律作息，提高自身免疫力。

58. 你知道有哪些类型的口罩吗？应该用哪些种类的口罩？

纸质口罩、棉布口罩、活性炭口罩、海绵口罩、医用外科口罩、N95 口罩或 KN95 口罩。

纸质口罩、棉布口罩、活性炭口罩、海绵口罩对于预防新型冠状病毒来讲作用不大。一般推荐使用一次性医用外科口罩（外包装上明确标明医用外科口罩），也可使用 N95 或 KN95 口罩，它能较好地预防由患者引起的飞沫传播，其过滤效率可达 95%，尽量选用不带呼吸阀的。主要是防非油性颗粒的，在没有 N95 口罩的情况下，N90 口罩也可以选用。当周边有呼吸道传染病人时，建议至少选用外科口罩（相当于一级防护标准）。上述口罩都有国家或行业标准检测，效果较可靠，所以优先推荐。有些口罩采用企业自己的标准，效果不可靠。

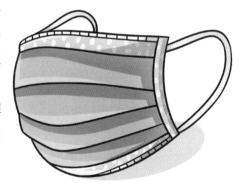

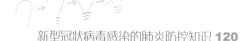

59. 什么情况下要戴口罩？

　　患有呼吸道传染病的病人如流感病人应戴口罩，以避免传染给他人。治疗、护理、探视患有呼吸道传染病的病人时要戴口罩，以避免感染，保护自己。医护人员在诊治呼吸道传染病等病人时，应按常规戴口罩。在新型冠状病毒流行期间，如到公共场所等人员较多、较密集的场所时，乘坐公共交通工具时要戴口罩。怀疑自己患了呼吸道传染病，需要去医院就诊时必须戴口罩。

60. 你知道怎样正确使用口罩吗？

　　（1）不管是一次性口罩，还是医用口罩，都是有正反面的。拿一次性口罩来说，颜色深的是正面，正对脸部的是反面，也就是颜色比较浅的一面。

　　（2）医用口罩上还有鼻夹（金属条），要注意带有金属条的部分应该在口罩的上方，不要戴反了。

　　（3）分清楚口罩的正面、反面、上端、下端后，先将手洗干净，确定口罩是否正确之后，将两端的绳子挂在耳朵上。

　　（4）最后一步，口罩佩戴完毕后，需要用双手压紧鼻梁两侧的金属条，使口罩上端紧贴鼻梁，然后向下拉伸口罩，使口罩不留有褶皱，覆盖住鼻子和嘴巴。

61. 口罩可以反复使用吗？用过的口罩怎么处理？

口罩不能反复使用。当前许多地方设置了专用容器，用于收集废弃口罩。容器应为"其他垃圾"收集容器，设置文字标识（标明废弃口罩专用），内设塑料袋内衬，避免废弃口罩与容器直接接触。如当地未设置专用容器，可按有毒有害物品或者按其他垃圾投入分类垃圾箱中。为了防控新型冠状病毒感染的肺炎疫情，鼓励市民将废弃口罩消毒（喷洒75%酒精、84消毒液），并进行简易破损（扯烂或剪碎）后投放容器内。处理投放后应及时洗手；居家垃圾应日产日清。

62. 为什么这么强调勤洗手？

手部接触所涉及的传播途径包括经水／食物传播、血液／血制品传播、空气飞沫传播、消化道传播、直接或间接接触传播等等。研究表明，正确洗手是预防腹泻和呼吸道感染的最有效措施之一。

63. 如何正确洗手?

第一步(内):洗手掌 流水湿润双手,涂抹洗手液(或肥皂),掌心相对,手指并拢相互揉搓;

第二步(外):洗背侧指缝 手心对手背沿指缝相互揉搓,双手交换进行;

第三步(夹):洗掌侧指缝 掌心相对,双手交叉沿指缝相互揉搓;

第四步(弓):洗指背 弯曲各手指关节,半握拳把指背放在另一手掌心旋转揉搓,双手交换进行;

第五步(大):洗拇指 一手握另一手大拇指旋转揉搓,双手交换进行;

第六步(立):洗指尖 弯曲各手指关节,把指尖合拢在另一手掌心旋转揉搓,双手交换进行;

第七步(腕):洗手腕、手臂 揉搓手腕、手臂,双手交换进行。

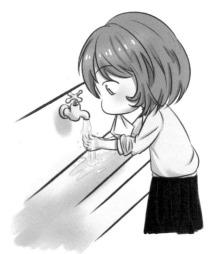

64. 什么情况下要洗手？

以下几种情况下要洗手：咳嗽打喷嚏后、护理患者后、准备食物前中后、用餐前、上厕所后、接触动物或处理粪便后。在新型冠状病毒流行季节，外出回家后特别是外出曾乘坐公共交通工具、到过公共场所的情况下也要洗手。

65. 预防新型冠状病毒感染在饮食方面要注意什么？

日常饮食建议按照《中国居民膳食指南》进行食物搭配，应注意保持合理的饮食结构，保障均衡营养。注意食物的多样性，粗细搭配、荤素适当，多吃新鲜水果蔬菜，补充维生素与纤维素，多饮水。不要听信偏方和食疗可以治疗新型冠状病毒感染的说法。如发现可疑症状，应做好防护，前往正规医院就诊。

66. 出门在外应如何预防新型冠状病毒感染？

首先要确保自己的身体是健康的，如近期有发热、咳嗽等身体不适症状，应暂缓出行，先前往医院就诊。其次出行应当尽量避开疫情高发区，如武汉等地。若前往其他地区，也要注意做好个人防护措施，如正确佩戴一次性医用外科口罩，打喷嚏或咳嗽时注意用纸巾或屈肘掩住口鼻，避免手在接触公共物品或设施之后直接接触面部或眼睛，有条件时要用流水和皂液洗手，或用免洗消毒液清洁双手。

67. 老年人、儿童等体弱人群有哪些防护措施？

老年人是新型冠状病毒的易感人群，在疫情流行期间，应该做到避免出入人员密集的公共场所，减少不必要的社交活动，出行应佩戴口罩、勤洗手，加强居家环境的清洁和消毒，保持室内空气流通。儿童病例虽然不多，但仍是非常需要保护的重点人群，在勤洗手、少出行、戴口罩、多通风的同时，还应该叮嘱亲戚朋友避免对儿童，尤其是婴幼儿的近距离接触，比如亲吻、逗乐等。

68. 目前孩子生病了，怎么办？

冬季也是流感的流行季节，因此儿童当中患流行性感冒发烧的非常多。对于没有和新型冠状病毒感染的肺炎病例或可疑病人接触过的，建议首先考虑是否是普通感冒，可以先在家多喝水，观察一下，不要马上去医院。医院是一个病人较多的地方，反而是有比较大的感染风险的。当然，如果体温比较高、持续时间长，或者除发烧外还有其他症状的，建议尽快到医院发热门诊就诊。

69. 如何做好家庭卫生清理？

做好家庭环境卫生整洁是预防传染病的重要环节。大家要积极开展"搬家式"家庭卫生大扫除，及时清理家居环境，摒弃乱扔、乱抛、乱吐等不文明行为；保持基本的手部和呼吸道卫生，坚持健康安全饮食习惯，勤通风，保持室内空气流动；做好垃圾分类处理，不违规饲养家禽，保持生活环境的清洁卫生。

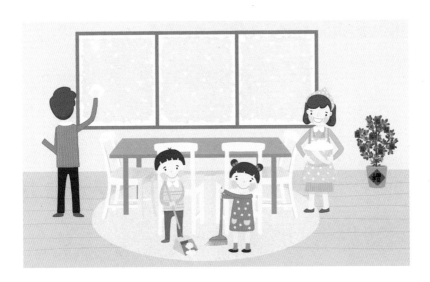

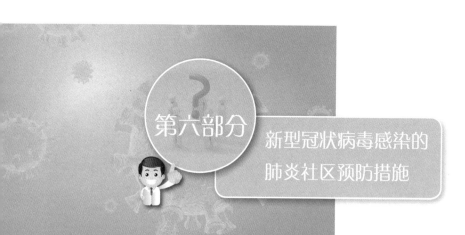

第六部分　新型冠状病毒感染的肺炎社区预防措施

70. 传染病共分为几类？新型冠状病毒感染的肺炎属于哪一类？

《中华人民共和国传染病防治法》规定的传染病分甲、乙、丙三类。甲类传染病是指：鼠疫、霍乱。2020 年 1 月 20 日，经国务院批准，新型冠状病毒感染的肺炎新纳入《中华人民共和国传染病防治法》规定的乙类传染病，并采取甲类传染病的预防、控制措施进行。

71. 为什么要对密切接触者医学观察 14 天？

基于目前的流行病学调查，新型冠状病毒感染的肺炎的潜伏期一般为 3–7 天，最长不超过 14 天。目前对密切接触者采取较为严格的医学观察等预防性公共卫生措施十分必要，这是一种对公众健康安全负责任的态度，也是国际社会通行的做法。参考其他冠状病毒所致疾病潜伏期、此次新型冠状病毒病例相关信息和当前防控实际，将密切接触者医学观察期定为 14 天，并对密切接触者进行居家医学观察。

72. 什么是密切接触者？

与病例（疑似和确诊病例）发病后有如下接触情形之一者：

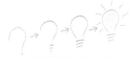

（1）与病例共同居住、学习、工作或其他有密切接触的人员。

（2）诊疗、护理、探视病例时，未采取有效防护措施的医护人员、家属或其他与病例有类似近距离接触的人员。

（3）病例同病室的其他患者及陪护人员。

（4）与病例乘坐同一交通工具并有近距离接触人员。

73. 密切接触者应该怎么办？

按照要求进行居家医学观察，不用恐慌，不要上班，不要随便外出，做好自我身体状况观察，定期接受社区医生的随访，如果出现发热、咳嗽等异常临床表现，及时向当地疾病预防控制机构报告，在其指导下到指定医疗机构进行排查、诊治等。

74. 如何做好个人防护？

（1）外出佩戴口罩。外出前往公共场所、就医和乘坐公共交通工具时，佩戴可有效防护的口罩。

（2）保持手卫生。减少接触公共场所的公共物品和部位；从公共场所返回、咳嗽手捂之后、饭前便后，用洗手液或肥皂流水洗手，或者使用含酒精成分的免洗洗手液；不确定手是否

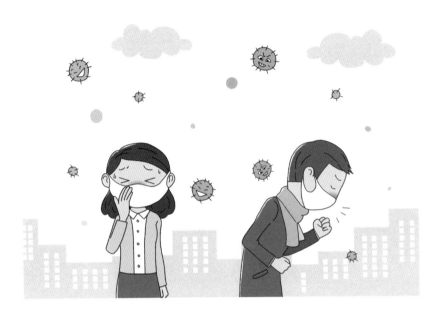

清洁时，避免用手接触口眼鼻；打喷嚏时，用餐巾纸、手肘或衣服遮住口鼻。

75. 家中有人出现肺炎症状，应如何照料？

　　将病人与家中其他人隔离开来，至少保持 1.5 米的距离；照料病人时应用口罩遮掩住嘴和鼻子，口罩使用后应丢弃；与病人接触后应用肥皂等彻底洗净双手，病人居住空间应保持空气流通。如果怀疑为新型冠状病毒感染，应尽快去医院就诊。

76. 如果感觉自己感染了新型冠状病毒，应怎么办？

应及时到当地指定医疗机构进行排查、诊治。就医时，应如实详细讲述患病情况和就医过程，尤其是应告知医生近期的武汉旅行和居住史、肺炎患者或疑似患者的接触史、野生动物接触史等。特别应注意的是，诊疗过程中应全程佩戴外科口罩，以保护自己和他人。

77. 怀疑周围的人有感染新型冠状病毒的症状怎么办？

如果怀疑周围的人感染了新型冠状病毒，首先应自己佩戴口罩，与对方保持距离，避免与对方近距离交流，然后建议对方佩戴口罩，及时前往就近的定点救治医院发热门诊接受治疗。

78. 近期去过疫情高发区，回到居住地后要注意什么？

如果近期去过疫情高发区如武汉等地，回到居住地后，要特别留意自己及周围人的身体状况，并尽量避免前往公共场所与人群密集处。根据当地政府的要求，如有必要可主动向当地报告，如社区卫生服务中心、乡镇卫生院等，做好登记。如出现发热、乏力、干咳、肌肉酸痛、气促等症状，应正确佩戴一次性医用口罩立即就医，就医时应主动告知医生自己的武汉旅行史和接触史。为了疫情防控的需要，当地卫生防疫或疾病预防控制工作人员可能会与返乡人员接触，了解个人近期活动情况，这时大家应给予配合。

79. 居家医学观察期间，应注意哪些事项？

一是居家医学观察期间，被观察对象不得外出，并主动接受当地医疗卫生机构的定期询问等。二是被观察对象要佩戴一次性医用外科口罩或 KN95/N95 口罩，使用过的口罩应用塑料袋或保鲜膜严密包裹后丢入垃圾桶。佩戴新口罩前、处置完使用过的口罩后，均需要及时洗手，洗手时要使用流动水和肥皂或洗手液正确洗手，避免经手污染其他物品，造成二次传播。三是开窗通风，使室内空气直接与室外空气交流，保持室内空气流动，降低室内致病菌的浓度，减少疾病传播风险。四是居家医学观察期间，被观察对象应拥有独立房间，尽可能减少与其他家庭成员的接触。如条件不具备，请保持至少 1.5 米以上的距离。被观察对象的生活用品与其他家庭成员完全分开，避免交叉传染。餐具应单独清洗，可用消毒剂清洗，也可用开水蒸煮方式进行餐具消毒。换洗衣物、毛巾等可用消毒剂浸泡后再清洗，也可采用蒸煮消毒。五是居家医学观察期间，被观察对象静养为主。食物要清淡、多样化，保证营养充足。心态要平和，不能着急、害怕。保证睡眠充足，减少上网、长时间看视频等。六是居家医学观察期间，出现病情加重，应及时前往医院就诊。要全程佩戴口罩，尽量避免乘坐公共交通工具，以免传染他人。有情况要主动报告。

80. 居家医学观察期间，家人应做好哪些防护？

一是最好固定一个身体健康状况好的家属来照看被观察者。二是不与被观察者共用生活用品、餐具等，避免间接传染。三是与被观察者接触，或进入被观察者房间，都应佩戴一次性医用外科口罩或 KN95 ／ N95 口罩。口罩要按时更换。如果口罩变湿或是变脏，应立即更换，并用肥皂或洗手液流水洗手。四是不要直接接触被观察者的分泌物，特别是痰液和粪便。使用一次性手套处理被观察者的尿便和其他废物，摘掉手套后也需要洗手。五是做好室内消毒，用消毒剂清洁餐桌、床头桌、卧室家具等台面，被观察者的床单、被罩、衣物应以 60℃ 到 90℃ 的水浸泡清洗并彻底烘干。六是观察自身健康状况，出现发热、咳嗽乏力等症状时，特别是伴有呼吸困难时，请及时就诊。

81. 对集中进行医学观察的场所有何要求？

一是对集中医学观察场所的选择及内部设施要求。集中医学观察场所应选择下风向，相对偏远，交通便利区域；距人口密集区较远（至少大于 500 米）、相对独立的场所。不得在医疗机构设置集中隔离场所。集中医学观察场所内部根据需要进行分区，分为生活区、物质保障供应区和病区等，分区标示要明确。有保证集中隔离人员正常生活的基础设施，应具备通风条件，并能满足日常消毒措施的落实。应当具有独立化粪池。污水在进入市政排水管网前，进行消毒处理，定期投放含氯消毒剂，消毒 1.5 小时后，总余氯量 10mg/L。消毒后污水应当符合《医疗机构水污染物排放标准》（GB18466-2005）。如无独立化粪池，则用专门容器收集排泄物，消毒处理后再排放。

二是集中医学观察场所需提供单间，一旦出现发热、咳嗽等呼吸道感染以及腹泻、结膜充血等症状，及时进行标本采集检测排查。

82. 咳嗽和打喷嚏时要注意什么？

咳嗽和打喷嚏时，含有病毒的飞沫可扩散到周围的空气中，附近的人可因吸入这些飞沫而被感染。因此要注意打喷嚏和咳嗽时应用纸巾或手绢遮掩口鼻，并把打喷嚏和咳嗽时用过的纸巾放入有盖的垃圾桶内，手绢也要做必要的消毒处理（如煮沸）。如果未备有或来不及使用纸巾或手绢，则可屈肘（而不是双手）遮掩口鼻。打喷嚏和咳嗽后最好用肥皂或洗手液彻底清洗双手。

83. 去农贸市场要注意采取哪些防护措施？

前往有野生动物销售的农贸市场购物时，要佩戴口罩，避免接触野生动物，不屠宰或食用病、死禽畜或野生动物。

84. 参加朋友聚餐要注意采取哪些防护措施？

在新型冠状病毒流行的季节，建议大家尽量不参加朋友聚餐。如果有发热、咳嗽、咽痛等不适症状，也不应参加聚餐。即使是在有其他疾病流行的季节，也要减少聚餐的频次，降低患病风险。如果一定要参加，请佩戴口罩以减少病毒传播。聚会或聚餐时，尽量选择通风良好的场所；聚餐的时间也要尽量缩短；参加聚餐的人员还要尽可能保持较远的距离。

85. 如何加强垃圾清运消杀？

一是加强生活垃圾清运消杀。生活垃圾必须及时清运、日产日清。二是加强垃圾容器每日消杀，特别是加强废弃口罩专用容器、垃圾收集站（点）、垃圾中转站、公共场所及垃圾填埋场等消杀工作。三是加强垃圾运输车消杀。垃圾运输车必须密闭，在垃圾中转处理后要对垃圾运输车进行消杀。废弃口罩专用容器、垃圾收集站（点）、垃圾中转站、公共场所及垃圾填埋场等消杀工作由各责任单位具体负责，每天消杀不少于两次。

86. 社区如何开展环境卫生治理？

社区要广泛发动群众，积极开展环境卫生集中整治。重点对各类集贸市场、"五小"行业（小食品店、小饮食店、小副食店、小美容美发厅、小旅店）、背街小巷、老旧居民区等重点场进行全面清理，加强公共场所公厕、水池等基础设施的清扫保洁和消毒，彻底清理卫生死角和散在垃圾，大力改善环境卫生状况。

87. 如何开展除"四害"活动？

冬春季是控制越冬蚊虫和灭鼠的有利时机，社区应结合环境卫生综合整治活动开展除"四害"活动。垃圾房、楼道间、地下室、车库、卫生间等场所是越冬蚊和鼠类的主要栖息场所，重点对这些场所进行卫生清理，必要时可使用粘鼠板、鼠夹和药物进行消杀，有效降低越冬蚊和老鼠密度，减少和预防传染病的发生。

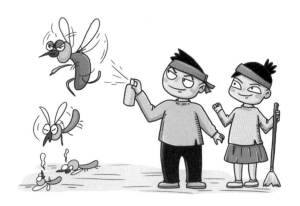

88. 未发现新型冠状病毒感染的肺炎社区，如何防控？

实施"外防输入"的策略，具体措施包括组织动员、健康教育、信息告知、疫区返回人员管理、环境卫生治理、物资准备等。

（1）组织动员。社区要建立新型冠状病毒感染的肺炎疫情防控工作组织体系，以街道（乡镇）和社区（村）干部、社区卫生服务中心和家庭医生为主，鼓励居民和志愿者参与，组成专兼职结合的工作队伍，实施网格化、地毯式管理，责任落实到人，对社区（村）、楼栋（自然村）、家庭进行全覆盖，落实防控措施。

（2）健康教育。充分利用多种手段，有针对性地开展新型冠状病毒感染的肺炎防控知识宣传，积极倡导讲卫生、护家园，营造"每个人是自己健康第一责任人""我的健康我做主"的良好氛围。使群众充分了解健康知识，掌握防护要点，养成手卫生、多通风、保持清洁的良好习惯。减少出行，避免参加集会、聚会，乘坐公共交通或前往人群密集场所时做好防护，戴口罩，避免接触动物（尤其是野生动物）、禽类或其粪便。

（3）信息告知。向公众发布就诊信息，出现呼吸道症状无发热者到社区卫生防护中心（乡镇卫生院）就诊，发热患者到发热门诊就诊，新型冠状病毒感染者到定点医院就诊。每日发布本地及本社区疫情信息，提示出行、旅行风险。

（4）疫区返回人员管理。社区要发布告示，要求从疫区返回人员应立即到所在村支部或社区进行登记，并到本地卫生院或村医或社区卫生服务中心进行体检，每天两次体检，同时主动自行隔离14天。所有疫区返乡的出现发热呼吸道症状者，及时就近就医排查，根据要求居家隔离或到政府指定地点或医院隔离；其密切接触者也应立即居家自我隔离或到当地指定地

点隔离。隔离期间务必与本地医务人员或疾控中心保持联系，以便跟踪观察。

（5）环境卫生治理。社区要开展环境卫生整治，对居民小区、垃圾中转站、建筑工地等重点场所进行卫生清理，处理垃圾污物。

（6）物资准备。社区和家庭备置必需的防控物品和物资，如体温计、口罩、消毒用品等。

89. 出现病例或暴发疫情的社区，如何防控？

采取"内防扩散、外防输出"的策略，具体包括上述 6 项措施，以及密切接触者管理、加强消毒等两项措施。

（1）密切接触者管理。充分发挥社区预防保健医生、家庭签约医生、社区干部等网格管理员的作用，对新型冠状病毒感染的肺炎确诊病例的密切接触者开展排查并实施居家或集中医学观察，有条件的应明确集中观察场所。每日随访密切接触者的健康状况，指导观察对象更加灵敏地监测自身情况的变化，并随时做好记录。做好病人的隔离控制和转送定点医院等准备工作。

（2）消毒。社区要协助疾控机构，做好病例家庭、楼栋单元、单位办公室、会议室等疫点的消毒，以及公共场所清洁消毒。

90. 社区出现传播疫情如何防控？

采取"内防蔓延、外防输出"的策略，具体包括上述 8 项措施，以及疫区封锁、限制人员聚集等两项措施。

（1）疫区封锁。对划为疫区的社区，必要时可采取疫区封锁措施，限制人员进出，临时征用房屋、交通工具等。

（2）限制人员聚集。社区内限制或停止集市、集会等人群聚集的活动，关闭公共浴池、温泉、影院、网吧、KTV、商场等公共场所。必要时停工、停业、停课。

91. 如果头痛、流鼻涕、咳嗽、喉咙痛，怎么办？

若体温低于38℃，居家隔离，按当地规定上报，密切观察症状变化，可根据说明书服用布洛芬等退烧药物。若自觉严重，先去社区医院就诊。若体温超过38℃，做好个人防护，前往医院发热门诊就医。

92. 感到胸闷但不发热，要紧吗？

胸闷可由精神紧张、心脏病、哮喘、慢性肺部疾病等引起，若既往有高血糖、高血脂、高血压、心脏病、慢性肺部疾病等情况，或居家休息，无好转建议至医院就医。

93. 曾接触过可疑人，但目前没有出现任何不适，该怎么办？

建议居家隔离观察，观察时间为 14 天，主要监测体温的变化情况。每天一早一晚量体温。如果 14 天内出现了发热、咳嗽等呼吸道症状，应去定点医疗机构发热门诊就诊。

94. 面对疫情，是否还要坚持运动？

面对新型冠状病毒感染的肺炎疫情，大家除了少出门，避免到人多拥挤和空间密闭的场所以外，同时还要增强健康意识，养成早睡早起、不熬夜等良好生活习惯。此外，还有一点很重要，就是应当适量参加体育运动，以增强身体的抵抗力。

在这个传染病流行期间，大家最好每天都进行一些室内运动。通常来说，成年人可以进行瑜伽、健身操等运动，老年人可以进行健身气功八段锦、太极拳等，青少年可以进行广播体操等项目。每天适时适量参加体育运动，不仅对增强抵抗力有好处，还可以丰富大家的生活。一般来说，大家每天应保持 1 小时左右的运动时间。有晨练习惯的人，可以继续坚持在家晨练。没有晨练习惯的人，可以选择上午 10 点左右，或者下午 4 点左右进行锻炼。对于疫情相对较轻的地区，人们仍然可以进行户外健身，但要做好防护工作，要戴好口罩，尽量不去公园、运动场等户外场地人员聚集较多的地方。佩戴口罩进行锻炼时，不建议进行高强度的运动，应选择一些强度较低的运动，如健步走、太极拳等项目。患有心肺功能疾病的患者，不建议佩戴口罩进行健身。

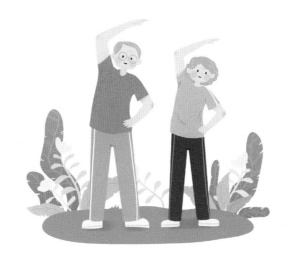

95. 针对普通人群有中药预防的方剂吗？

山东省 2020 年冬春流感、新型冠状病毒感染的肺炎中医药预防方案中提供的方剂：黄芪 10g、炒白术 10g、防风 6g、太子参 12g、麦冬 10g、连翘 10g、金银花 15g、薏米仁 12g、茯苓 9g、苏叶 6g、炙甘草 3g。其功用是益气养阴、扶正固表。

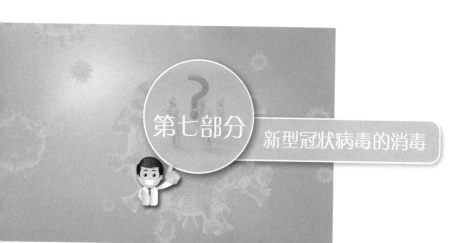

第七部分 新型冠状病毒的消毒

96. 病毒对哪些消毒剂敏感？

新型冠状病毒对几乎所有的消毒剂敏感。该病毒对紫外线和热敏感，56℃ 30 分钟、75% 乙醇、苯扎溴铵、含氯消毒剂、过氧乙酸、过氧化氢等均可有效灭活病毒。

97. 室内空气、物品等如何消毒？

（1）酒精：酒精能使细菌的蛋白质变性凝固。消毒皮肤可使用 75% 医用酒精。

（2）蒸笼：从沸腾开始，20 分钟即可达到消毒目的。适用于消毒餐具、衣物和包扎伤口的纱布。

（3）煮沸：100℃也能使细菌的蛋白质变性，消毒杀菌的物品需要全部浸过水面。适用于餐具、某些玩具、奶瓶等小件物品。

（4）天然紫外线：天然紫外线就是太阳光，杀菌效果不容忽视。适用于空气、衣物、毛绒玩具、被褥等。

（5）空气清洁：保持室内空气清洁，常通风换气是必要的，尤其在秋冬天气，别因为寒冷而忽视了通风。

（6）84 消毒液：消毒液含氯，能有效消毒杀菌，直接稀释之后装在塑料壶中即可进行消毒杀菌，但需要注意避开食物和餐具。适用于桌、椅、床、墙面、地板等。

98. 如何对物体表面消毒？

对物体表面进行消毒时，可选用清洗、擦拭、喷雾和浸泡的方法，一般选择含氯消毒剂，比如 84 消毒液，500mg/L 作用于物体表面 10 分钟即可基本杀灭冠状病毒。75% 的酒精也可以擦拭消毒。

99. 餐具和直接入口的物品如何消毒？

对餐具等消毒可采用开水煮的方式，在水中煮沸消毒 15至 30 分钟一般就能杀灭冠状病毒。还可使用紫外线消毒方式，维持 30 分钟以上，即可杀灭冠状病毒。

100. 衣服被褥如何消毒？

衣服和被褥应勤洗、暴晒，甚至用加热的方法。很多洗衣机都有加热消毒除菌的功能。

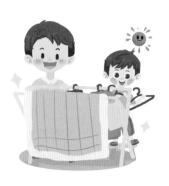

101. 如何对公共交通工具消毒？

一是要做好物体表面消毒。日常情况下，应保持公共交通工具上的环境整洁卫生，并采取预防性消毒措施。飞机、火车、地铁、公交车、轮船等公共交通工具运行结束后，对内部物体表面（如车身内壁、司机方向盘、车内扶手、桌椅等），采用含有效氯250mg/L ~ 500mg/L 的含氯消毒剂进行喷洒或擦拭，也可采用有效的消毒湿巾进行擦拭。座椅套等纺织物应保持清洁，并定期洗涤、消毒处理。

当公共交通工具上出现人员呕吐时，应立即采用消毒剂（如含氯消毒剂）或消毒干巾对呕吐物进行覆盖消毒，清除呕吐物后，再使用新洁尔灭等消毒剂进行物体表面消毒处理。

当有疑似或确诊病例出现时，在专业人员指导下，有肉眼可见污染物时应先完全清除污染物再消毒；无肉眼可见污染物时可用 100mg/L 的含氯消毒液或 500mg/L 的二氧化氯消毒剂擦拭或喷洒消毒。地面消毒先由外向内喷洒一次，喷药量为 100ml/m^2—300ml/m^2，待室内消毒完毕后，再由内向外重复喷洒一次。消毒作用时间应不少于 30 分钟。

二是加强通风换气。日常情况下，可采用自然通风或机械通风。飞机、高铁、地铁等相对密闭环境，建议适当增加空调换风功率提高换气次数，并注意定期清洁处理空调滤网；短途客车、公交车等有条件开窗的公共交通工具，有条件时可开窗

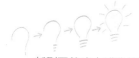
低速行驶，也可在停驶期间开窗通风，保持空气流通。

当出现疑似或确诊病例，在专业人员指导下，在无人条件下选择过氧乙酸、含氯消毒剂、二氧化氯、过氧化氢等消毒剂，采用超低容量喷雾法进行消毒。

第八部分

新型冠状病毒感染的
肺炎心理干预

102. 面对疫情，哪几类人可能需要心理干预？

受到疫情影响并可能需要干预的人群主要分六种，包括：确诊患者、疑似患者、医护及相关人员、与患者曾有密切接触的人（家属、同事、朋友等）、不愿公开就医的人群、易感人群及大众。

103. 对其心理状态受到疫情影响的程度如何分级？

随着新型冠状病毒感染的肺炎疫情的发展，恐慌心理也在逐步蔓延，可以根据受到新型冠状病毒感染的肺炎疫情影响程度的深浅不同，分为四级，这四级人群分别是：

第一级人群：新型冠状病毒感染的肺炎确诊患者（住院治疗的重症及以上患者）、疫情防控一线医护人员、疾控人员和管理人员等。

第二级人群：居家隔离的轻症患者（密切接触者、疑似患者），到医院就诊的发热患者。

第三级人群：与第一级、第二级人群有关的人，如家属、同事、朋友，参与疫情应对的后方救援者，如现场指挥、组织管理人员、志愿者等。

第四级人群：受疫情防控措施影响的疫区相关人群、易感人群、普通公众。

心理干预重点应当从第一级人群开始，逐步扩展。

104. 对受到疫情影响的人群，可以开展哪些心理干预工作?

针对群众受到的心理影响的分级不同，主要开展的工作内容包括 4 个方面：

（1）了解受疫情影响的各类人群的心理健康状况，根据所掌握的信息，及时识别高危人群，避免如自杀、冲动行为等极端事件的发生。发现可能出现的群体心理危机苗头，及时向疫情联防联控工作机制（领导小组、指挥部）报告。

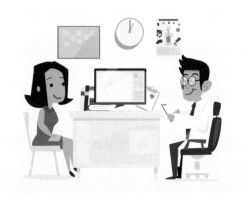

（2）综合应用各类心理危机干预技术，并与宣传教育相结合，提供心理健康服务。

（3）对社会组织开展心理健康服务提供培训和支持。

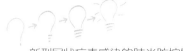
（4）做好居家严重精神障碍患者的管理、治疗和社区照护工作。

105. 确诊患者心理状态的特点是什么？如何干预？

根据确诊患者进入治疗的阶段不同，心理干预的重点不同：

第一阶段：隔离治疗初期

该人群心态多见为：麻木、否认、愤怒、恐惧、焦虑、抑郁、失望、抱怨、失眠或攻击等。

咨询干预原则：以向患者提供支持和安慰为主。宽容对待患者，稳定患者情绪，及早评估自杀、自伤、攻击风险。

干预措施：一是理解患者出现的情绪反应属于正常的应激反应，做到事先有所准备，不被患者的攻击和悲伤行为所激怒而失去医生的立场，如与患者争吵或过度卷入等。二是在理解患者的前提下，除药物治疗外，应给予心理危机干预，如评估自杀、自伤、攻击风险、正面心理支持、不与患者正面冲突等。必要时请精神科会诊。解释隔离治疗的重要性和必要性，鼓励患者树立积极恢复的信心。三是强调隔离手段不仅是为了更好地观察治疗患者，也是保护亲人和社会安全的方式，同时解释目前治疗的要点和干预的有效性。

第二阶段：隔离治疗期

该人群心态多见为：除隔离初期可能出现的心态以外，还可能出现孤独或因对疾病的恐惧而不配合、放弃治疗，或对治疗的过度乐观和期望值过高等。

咨询干预原则：积极沟通、必要时精神科会诊。

干预措施：一是根据患者能接受的程度，客观如实交代病情和外界疫情，使患者做到心中有数；二是协助其与外界亲人沟通，转达信息；三是积极鼓励患者配合治疗的所有行为；四是尽量使环境适宜患者的治疗；五是必要时请精神科会诊。

第三阶段：发生呼吸窘迫、极度不安、表达困难的患者

该人群心态多见为：濒死感、恐慌、绝望等。

干预措施：镇定、安抚的同时，加强原发病的治疗，减轻症状。

咨询干预原则：安抚、镇静，注意情感交流，增强治疗信心。

第四阶段：居家隔离的轻症患者或单纯发热患者

该人群心态多见为：恐慌、不安、孤独、无助、压抑、抑郁、悲观、愤怒、紧张，被他人疏远躲避的压力、委屈、羞耻感或不重视疾病等。

咨询干预原则：健康宣教，鼓励配合、顺应变化。

干预措施：一是协助服务对象了解真实可靠的信息与知识，取信科学和医学权威资料；二是鼓励积极配合治疗和隔离措施，健康饮食和作息，多读书、听音乐、利用现代通信手段沟通或其他日常活动；三是接纳隔离处境，了解自己的反应，寻找逆境中的积极意义；四是寻求应对压力的社会支持：利用现代通信手段联络亲朋好友、同事等，倾诉感受，保持与社会的沟通，

获得支持鼓励；五是鼓励使用心理援助热线或在线心理干预等。

106. 疑似患者普遍心理状态怎样？如何干预？

该人群心态多见为：侥幸心理、躲避治疗、怕被歧视，或焦躁、过度求治、频繁转院等。

咨询干预原则：及时宣教、正确防护、服从大局、减少压力。

干预措施：

（1）宣传政策、密切观察、及早就诊。

（2）为人为己采用必要的陪护及保护措施。

（3）服从主管机构安排，按照规定报告个人情况。

（4）通过开展室内体育活动、深呼吸等技巧转移注意力、缓解压力、减少应激。

107. 医护及相关工作人员的心理特点是什么？如何干预？

该人群心态多见为：过度疲劳和紧张，甚至耗竭，焦虑不安、失眠、抑郁、悲伤、委屈、无助、压抑、面对患者死亡挫败或自责。可能出现担心被感染、担心家人、害怕家人担心自己。过度亢奋，拒绝合理的休息，不能很好地保证自己的健康等。

咨询干预原则：定时轮岗，自我调节，有问题寻求帮助。

干预措施：

（1）消除一线医务工作者的后顾之忧，安排专人进行后勤保障，隔离区工作人员尽量每月轮换一次。

（2）参与救援前进行心理危机干预培训，了解应激反应，学习应对应激、调控情绪的方法。进行预防性晤谈，公开讨论内心感受；提供支持和安慰；实现心理资源的全面动员；帮助当事人在心理上对应激有所准备。

（3）合理排班，安排适宜的放松和休息，保证充分的睡眠和饮食。尽量安排定点医院一线人员在医院附近住宿。

（4）可能的情况下尽量保持与家人、外界联络交流。

（5）如出现失眠、情绪低落、焦虑时，可寻求专业的心理危机干预或心理健康服务，可拨打心理援助热线或进行线上心理服务，有条件的地区可进行面对面心理危机干预。持续2周不缓解且影响工作者，需由精神科进行评估诊治。

（6）已发生应激症状或其他精神症状，应当及时调整工作岗位，寻求专业人员帮助。

108. 与患者密切接触者（家属、同事、朋友等）的心理特点是什么？如何干预？

该人群心态多见为：躲避、不安、等待期的焦虑；或盲目勇敢、拒绝防护措施、抗拒居家观察等。

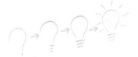
咨询干预原则：政策宣教，情感安慰，鼓励借助网络交流。

干预措施：

（1）开展政策宣教，鼓励面对现实、配合居家观察；

（2）正确的信息传播和交流，释放紧张情绪。

109. 不愿公开就医人群的心理特点是什么？如何干预？

该人群心态多见为：对政策缺乏了解，怕被误诊和隔离、缺乏认识、回避、忽视、焦躁等。

咨询干预原则：解释劝导，不批评，支持就医行为。

干预措施：知识宣教，消除恐惧；及早就诊，利于他人；祛除耻感，科学防护。

110. 易感人群及大众的心理特点是什么？如何干预？

该人群心态多见为：恐慌、不敢出门、盲目消毒、失望、恐惧、易怒、攻击行为和过于乐观、放弃等。

咨询干预原则：宣传健康知识，倡导积极应对，正确认识疫情，积极科学防范。

干预措施：

（1）鼓励通过官方渠道了解疫情，引导该人群正确理解

防治策略和相关信息;

（2）倡导有效的沟通和交流;

（3）不歧视患病、疑病人群;

（4）引导适应性行为向积极方向发展，提醒注意避免如饮酒、吸烟等不健康的应对方式。

第九部分

新型冠状病毒感染的
肺炎防控常见误区

111. 室内用食用醋能杀灭新型冠状病毒吗？

不能！食用醋所含醋酸浓度很低，达不到消毒效果，同时易对人的眼睛和呼吸道造成刺激。熏醋预防新型冠状病毒的方法不靠谱。

112. 吃抗病毒药物能预防新型冠状病毒感染吗？

虽然磷酸奥司他韦等是抗流感病毒特异性药物，但目前没有证据显示其能够预防新型冠状病毒感染。

113. 抗生素能预防新型冠状病毒感染吗？

不能！新型冠状病毒感染的肺炎病原体是病毒，而抗生素针对的是细菌。如以预防为目的，错误使用抗生素会增强病原体的耐药性。

114. 维生素 C 能预防新型冠状病毒感染吗？

不能！维生素 C 可帮助机体维持正常免疫功能，但不能增

强免疫力，也没有抗病毒的作用。疾病治疗过程中，摄入维生素 C 通常只是辅助性治疗手段。

115. 戴多层口罩能更好地预防新型冠状病毒感染吗？

戴一个口罩就可以了，戴上三四个口罩会使人喘不过气来。因为空气无法从正面进入鼻腔只能从侧面进入，反而起不到防护效果。另外，不一定非要戴 KN95 / N95 口罩，普通一次性医用口罩也可以阻挡飞沫传播。

116. 接种了流感疫苗就不容易被新型冠状病毒感染吗？

流感疫苗主要是预防流感的，对新型冠状病毒感染无预防作用，所以接种了流感疫苗仍可能感染新型冠状病毒，也可能出现严重症状。

117. 吸烟者不会感染新型冠状病毒吗？

吸烟不能预防新型冠状病毒以及 SARS 病毒感染。预防通过呼吸道进入人体的传染病，最有效的手段是戴口罩等方法。

吸烟能预防新型冠状病毒感染的说法没有科学依据，这不是一个抵御病毒的好办法。恰恰相反，吸烟会损害人体的肺功能，导致抵抗力下降，反而会给病毒带来更多的感染机会。有的老烟民抽烟时间长，患有慢性气管炎、慢性支气管炎、慢性阻塞性肺疾病，肺部对外在病毒的抵抗能力较差，患任何疾病的几率都要明显高于非烟民。

118. 喝酒能预防新型冠状病毒感染的肺炎吗?

当看到病毒"怕酒精"这个消息时，许多人会想到，喝酒或者说喝白酒有助于抵抗新型冠状病毒。有专家表示，喝酒防病毒，纯属无稽之谈。酒精有效是指用一定浓度酒精擦手消毒时有作用。

119. 多吃大蒜能预防新型冠状病毒感染的肺炎吗?

大蒜素的确具有强烈杀菌作用，可以杀灭多种细菌、霉菌和原虫。但是过量食用大蒜会妨碍人体对 B 族维生素的吸收。大蒜含有阿利斯物质，能损伤红细胞中的血红蛋白，长期过量食用会导致贫血。对患有重病或者正在服药的人来说，过量食用大蒜，可能引发旧病。但目前未见证据表明大蒜素能够杀灭位于人体细胞内的病毒，所以吃大蒜能预防新型冠状病毒感染的肺炎的说法没有依据。

120. 用盐水洗鼻子、漱口等措施能预防新型冠状病毒感染的肺炎吗？

盐水洗鼻子、漱口等有利于清洁口腔和咽喉，对于咽喉炎有帮助。但是新型冠状病毒侵犯的人体部位在呼吸道，漱口没有预防作用。